Sitzungsberichte
der Akademie der Wissenschaften
der DDR
Mathematik – Naturwissenschaften – Technik

2N
1979

Wolfgang Klinger

Entwicklungspharmakologie - Entwicklungstoxikologie

AKADEMIE-VERLAG · BERLIN

Sitzungsberichte
der Akademie der Wissenschaften
der DDR
Mathematik—Naturwissenschaften—Technik

Jahrgang 1979 · Nr. 2/N

Wolfgang Klinger

Entwicklungspharmakologie - Entwicklungstoxikologie

Zielsetzung und aktuelle Forschungsschwerpunkte

Biotransformation von Xenobiotika

AKADEMIE-VERLAG · BERLIN
1979

Vortrag von Prof. Dr. sc. med. Wolfgang Klinger
gehalten vor der Klasse Medizin
am 13. April 1978

Herausgegeben im Auftrage
des Präsidenten der Akademie
der Wissenschaften der DDR
von Vizepräsident Prof. Dr. Heinrich Scheel

Erschienen im Akademie-Verlag, 108 Berlin, Leipziger Straße 3–4

Lizenznummer: 202 · 100/181/79
Gesamtherstellung: VEB Druckhaus Köthen
Bestellnummer: 762 740 9 (2010/79/2/N) · LSV 2065
Printed in GDR
DDR 3,– M

Die Unsicherheit über die Dosierung von Arzneimitteln in der Gravidität, im Neugeborenen-, Säuglings- und im hohen Lebensalter sowie das unerwartete Auftreten toxischer Wirkungen in frühen Entwicklungsstadien (Chloramphenikolzwischenfälle bei Frühgeborenen, Contergantragödie) haben die Entwicklungspharmakologie und -toxikologie stark stimuliert (Sutherland 1959, Weiss et al., 1960, vgl. Ankermann 1973, Sjöström und Nilsson 1975). Der in der täglichen Praxis spürbare Mangel an allgemeinen Grundsätzen für eine optimale Arzneimittelbehandlung im höheren Lebensalter, verbunden mit häufigeren und schwereren Nebenwirkungen in diesem Lebensabschnitt, zwingen auch zu einer systematischen Bearbeitung geriatrisch-pharmakologischer und -toxikologischer Probleme (Astrachanzewa 1977).

Nach den dringlichen Erfordernissen,

- ungeborenes Leben vor Schäden durch Fremdstoffe zu schützen,
- das Früh- und Neugeborene sowie den Säugling arzneimitteltherapeutisch optimal zu versorgen und in den Fortschritt der Arzneimitteltherapie einzubeziehen und
- die Voraussetzungen für eine wissenschaftlich betriebene Arzneimitteltherapie im hohen Lebensalter zu erreichen,

lassen sich die Aufgaben der Entwicklungspharmakologie und -toxikologie (im folgenden nur Entwicklungspharmakologie genannt) wie folgt definieren:

Aufdeckung der im Verlauf der Individualentwicklung gesetzmäßig sich ändernden quantitativen wie qualitativen Wechselbeziehungen zwischen Biosystemen (Organismus, Organe, Funktionssysteme, Gewebe) und chemisch definierten Substanzen, also Arzneimitteln und anderen Fremdstoffen, sowie Klärung ihrer Ursachen. Besonderes Interesse verdienen die Wirkungen von Arzneimitteln und Schadstoffen auf alters- bzw. entwicklungsbedingte spezifische Funktionen und Krankheiten (z. B. pränatale Entwicklungsphasen, Fertilitätsperiode) sowie auf die Entwicklung bzw. Alterung selbst (vgl. Ankermann, 1973).

Schwerpunkte der Untersuchungen in den letzten 15 Jahren waren die Pharmakokinetik in Abhängigkeit vom Lebensalter, vor allem die Eliminationsphase, und die Pränataltoxikologie.

Für die Wirkdauer und Wirkstärke der meisten Pharmaka, aber auch für die Toxizität der meisten Schadstoffe einschließlich der Mutagene, Kanzerogene und embryotoxischen Stoffe ist die Biotransformation entscheidend. Die meisten Fremdstoffe oder Xenobiotika, d. h. Arzneimittel, Schadstoffe in der Nahrung, im Wasser und in der Luft, müssen durch die Biotransformation zu höher polaren, d. h. besser wasserlöslichen Metaboliten umgewandelt werden, damit sie renal ausgeschieden werden können. Lipophile Substanzen werden stark an Proteine, besonders an Plasmaalbumin gebunden, sie unterliegen nach glomerulärer Filtration oder aktiver tubulärer Sekretion in der Niere einer Rückresorption und haben dadurch eine lange Verweildauer im Organismus.

Die Bedeutung der Biotransformation von Fremdsubstanzen ohne Nahrungsmittel-Charakter zur Erhöhung der Wasserlöslichkeit und Verbesserung der Exkretionsfähigkeit wurde bereits im vorigen Jahrhundert erkannt. Dabei ist die Erhöhung der Wasserlöslichkeit in der Regel mit einer Wirkungsabnahme (Entgiftung) verbunden. Es können aber aus einer nicht oder schwach wirksamen Substanz auch wirksamere Metaboliten (Arzneimittel oder Schadstoffe) entstehen (Giftung). So entstehen zahlreiche Mutagene und Kanzerogene erst durch Biotransformation aus selbst wenig oder nicht aktiven Prämutagenen bzw. Präkanzerogenen. In den meisten Fällen ist jedoch mit der Erhöhung der Hydrophilie ein Wirkungsverlust verbunden.

Zahlreiche Konjugationsreaktionen wurden bereits im vorigen Jahrhundert entdeckt. Die Ausscheidung von Benzoesäure als Glykokollkonjugat wurde schon 1842 von Keller beschrieben. Ebenso ist die Kenntnis der Glukuronidierung von Fremdstoffen (Schmiedeberg und Meyer, 1879) nahezu hundert Jahre alt (vgl. Leuthardt, 1960). Die Insuffizienz der Glykokollpaarung beim Neugeborenen wurde hingegen erst 1959 erkannt (Vest, 1959), bei der neugeborenen Ratte sogar erst 1964 (Brandt, 1969). Der Befund, daß neugeborene Tiere nicht glukuronidieren können, wurde an Mäusen erst 1949 erhoben (Karunairatnam et al., 1949).

Viele Fremdstoffe können nicht direkt konjugiert werden, da reaktionsfähige Gruppen fehlen. Meistens ist daher der Konjugationsreaktion (Reaktion der Phase II) eine Reaktion vorgeschaltet, die konjugationsfähige Gruppen einführt oder freisetzt (Reaktionen der Phase I). Hierbei ist neben Hydrolyse- und Reduktionsreaktionen die Hydroxylierung die wichtigste Reaktion. Die Oxydation von Fremdstoffen durch Lebermikrosomen unter Verbrauch von molekularem Sauerstoff und NADPH wurde erstmalig 1955 von Axelrod et al. (vgl. Axelrod 1960) beschrieben, die Insuffizienz der Leber neugeborener Tiere für diese sog. mischfunktionelle Oxydation jedoch schon 4 Jahre später mitgeteilt (Jondorf et al., 1959).

Die Existenz von Aufnahme- und Eliminationsmechanismen für Fremdstoffe in der Leberzelle wurde Anfang der sechziger Jahre vermutet und postuliert. 1968 publizierte die Arbeitsgruppe um Arias die Isolation von zwei spezifischen organische Anionen bindenden Proteinen (Levi et al., 1968) und ein Jahr später bereits den Altersgang der Konzentration und damit der Bindungskapazität in der Meerschweinchenleber (Levi et al., 1969); 1970 wurde die postnatale Entwicklung in der Primatenleber beschrieben (Levi et al., 1970).

Der Gesichtspunkt, den Altersgang einer aufgedeckten Reaktion zu untersuchen, tritt demnach in der jüngsten Zeit immer früher in den Mittelpunkt von Untersuchungen, ein deutlicher Ausdruck für die schnell wachsende Bedeutung dieses Spezialzweiges der Entwicklungspharmakologie bzw. für die wachsende Erkenntnis der Bedeutung der Entwicklungspharmakologie überhaupt.

Hauptort der Biotransformation von Fremdstoffen im erwachsenen Organismus ist die Leber. Arzneimittel bzw. Fremdstoffe gelangen durch einfache oder, bei Substanzen mit Säurecharakter, durch erleichterte Diffusion mit Hilfe von Transportproteinen in die Leberparenchymzelle (mesenchymale Leberzellen spielen nach gegenwärtigem Kenntnisstand nur für die Azetylierung eine Rolle). Hier werden sie vor allem durch Enzyme des rauhen und glatten endoplasmatischen Retikulums (Lebermikrosomen) durch Reaktionen der Phase I (Oxydationen, vor allem Hydroxylierungen, Reduktionen, Desaminierung, Desalkylierung usw.) und der Phase II (Konjugationsreaktionen wie Glukuronidierung, Sulfatierung, Azetylierung, Kopplung mit Glutathion) zu höher polaren Metaboliten umgewandelt, diese werden nach noch wenig bekannten Gesetzen aus der Leberzelle ausgeschleust. Zur Diskussion stehen gegenwärtig neben der einfachen die erleichterte

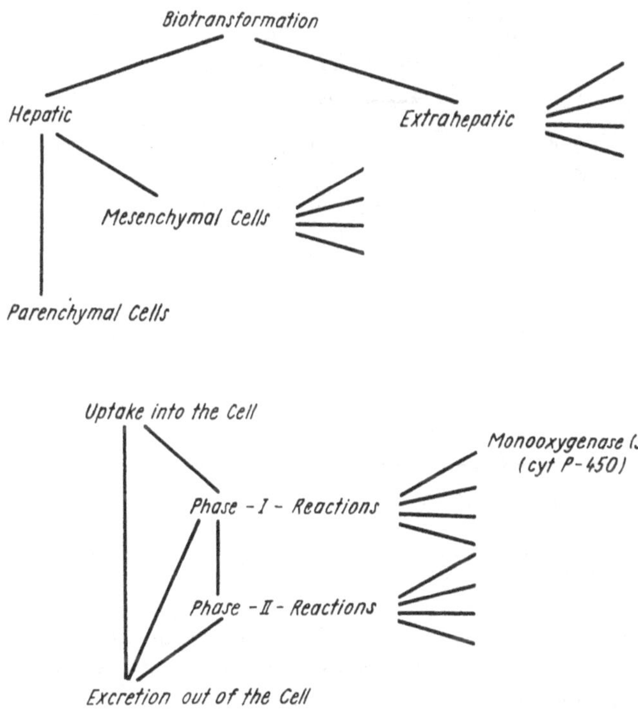

Abb. 1 Übersicht über das Hauptorgan der Biotransformation und über die Hauptschritte innerhalb der Leberparenchymzelle

Diffusion sowie aktive Prozesse. Die mit der Galle ausgeschiedenen Stoffe werden überwiegend im Darm resorbiert und schließlich endgültig über die Niere ausgeschieden. Eine schematische Übersicht gibt die Abb. 1.

Die Kapazität der Transportproteine für die erleichterte Diffusion steigt bei den meisten Säugern — einschließlich Mensch — erst postnatal auf das Mehrfache der Werte zur Zeit der Geburt an, vgl. Abb. 2.

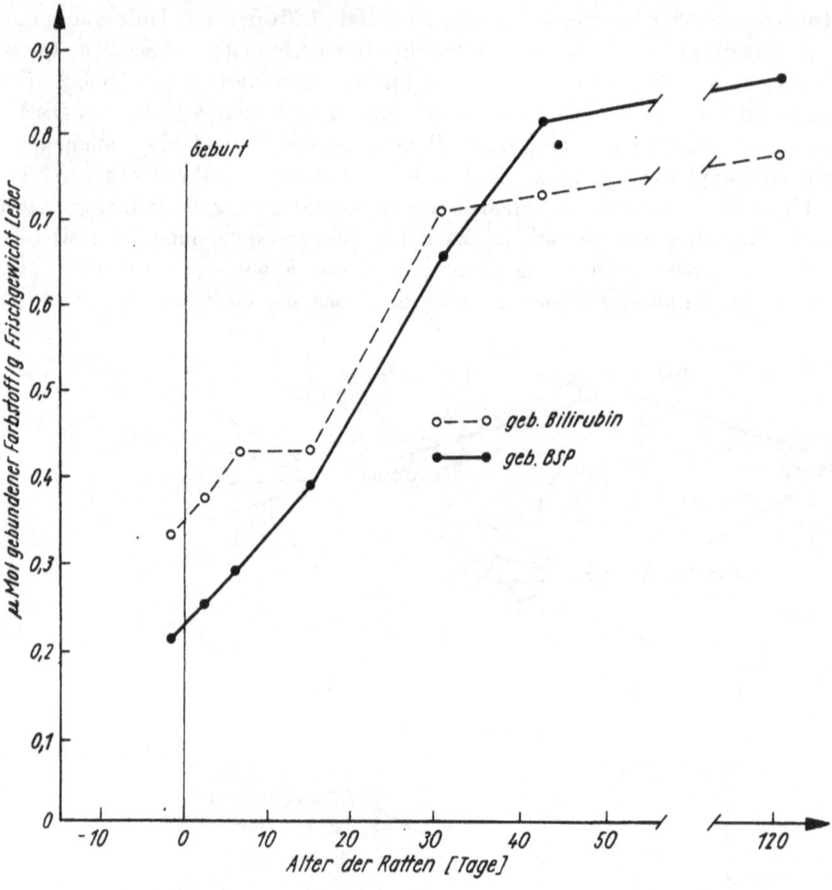

Abb. 2 Entwicklung der organische Anionen bindenden Proteine Y und Z in der Rattenleber (nach Grodsky et al., 1970)

Diese gleichen Transportproteine binden auch Bilirubin, so daß ihre geringe Kapazität in der ersten postnatalen Periode eine der Ursachen für die Neugeborenenhyperbilirubinämie darstellen kann (vgl. Klinger, 1973).

Die Aktivitäten bzw. Kapazitäten der Biotransformationsreaktionen der Phase I und II sind ebenfalls vor der Geburt gering entwickelt und z. T. nicht nachweisbar.

Von den Untersuchungen der eigenen Arbeitsgruppe in Jena seien der Altersgang der Prokainhydrolyse, die N-Demethylierung von Aminophenazon und von Äthylmorphin bei der Ratte dargestellt (Abb. 3—5).

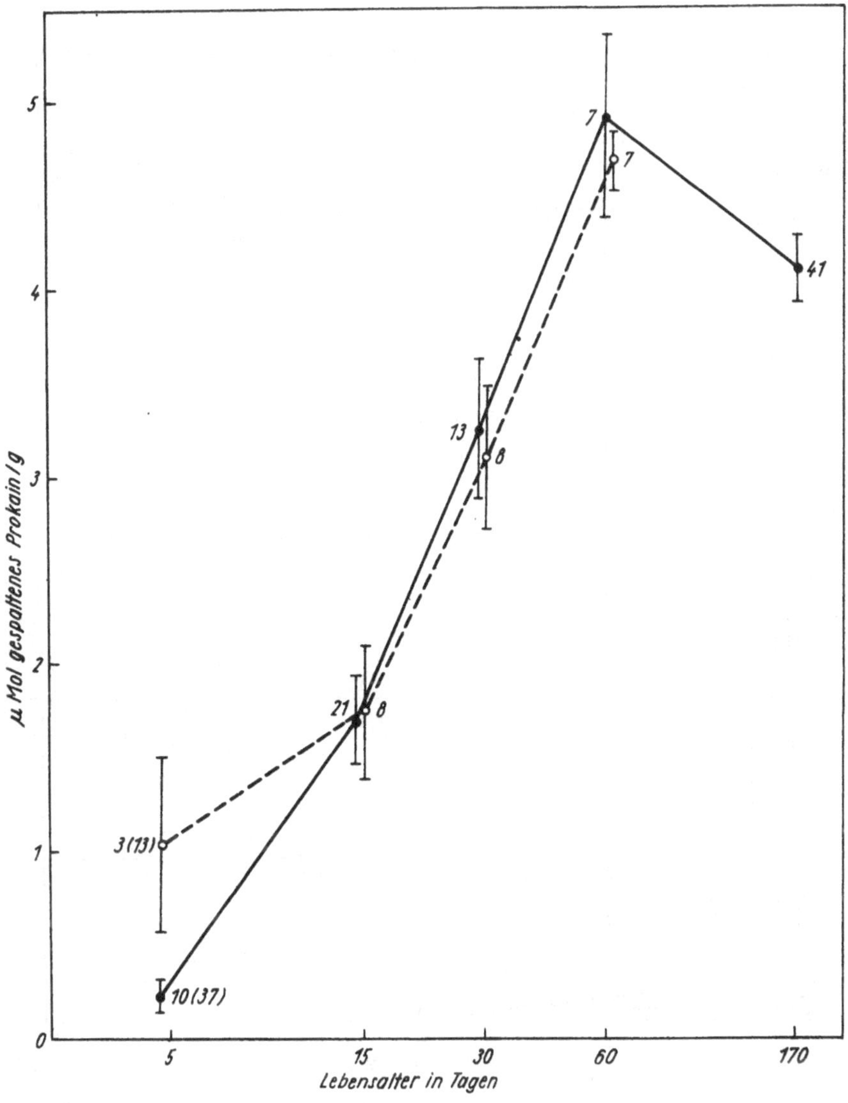

Abb. 3 Prokain-Esterase-Aktivität pro g Leberfeuchtigkeit bei weiblichen Wistar-Ratten (●———●)
Eine dreitägige Vorbehandlung mit dem Induktor Barbital (○———○) erhöht nur bei 5 Tage alten Ratten die Aktivität (nach Heinrich und Klinger, 1968)

Einen ähnlichen Altersgang zeigt beim Meerschweinchen z. B. die Glukuronidierung, vgl. Abb. 6.

Die Entwicklung setzt bei allen Laboratoriumstieren im wesentlichen erst nach der Geburt ein, erreicht mit Beginn der Geschlechtsreife Maximalwerte, danach

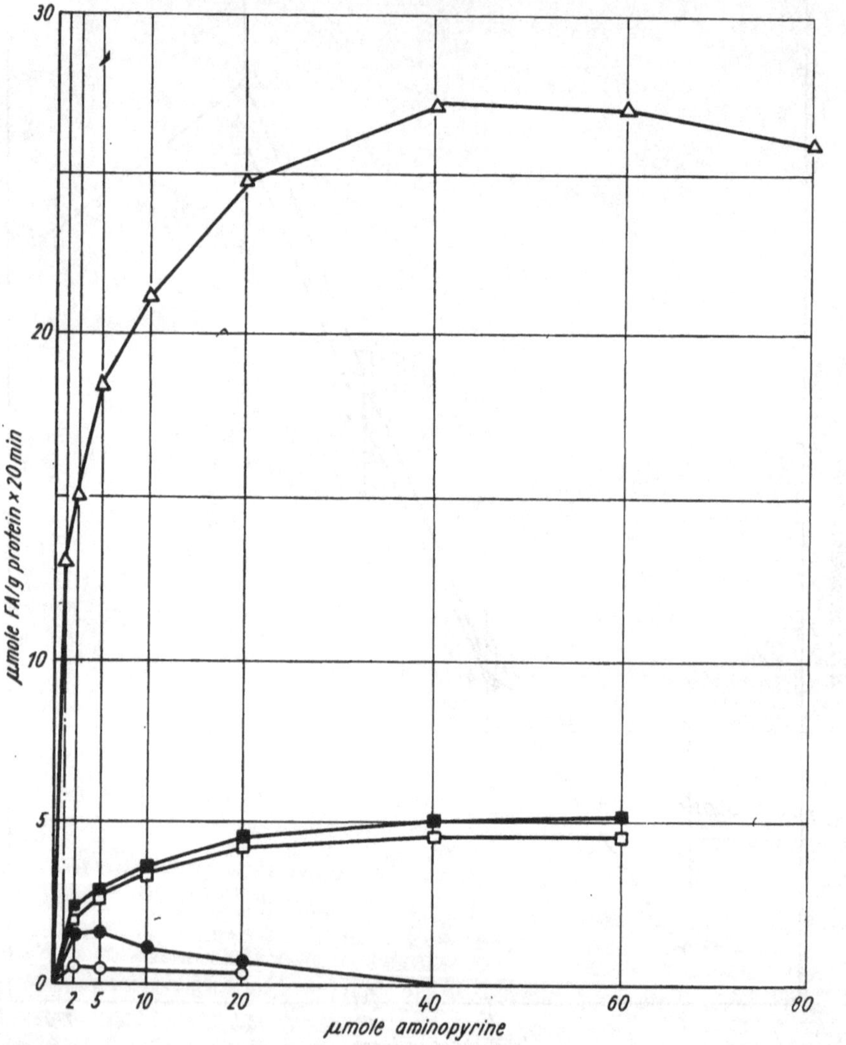

Abb. 4 Kinetik des ersten Schrittes der Aminophenazon-N-Demethylierung durch 9000 g Leberüberstand von fetalen Wistar-Ratten im Gestationsalter von 15 (○——○) und 20 (●——●) Tagen, von neugeborenen (□——□), 10 (■——■) und 120 Tage alten (△——△) männlichen Wistar-Ratten (nach KLINGER, 1974)

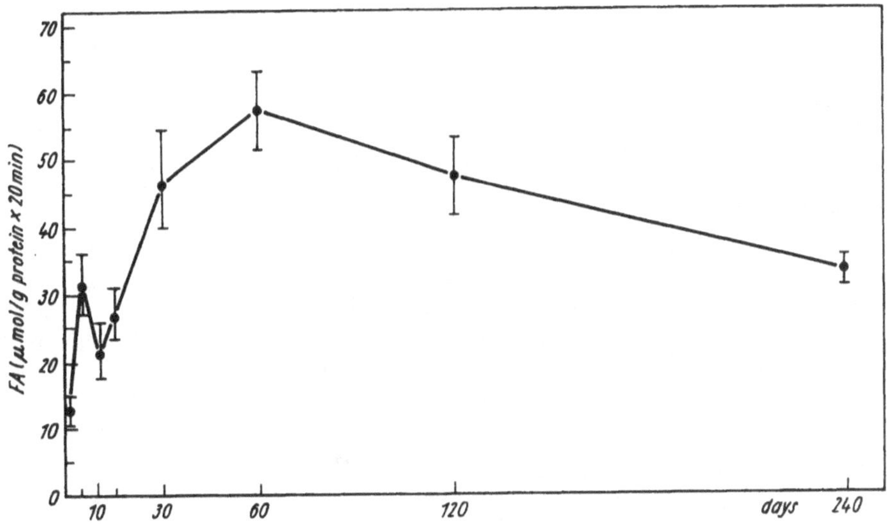

Abb. 5 Altersgang der maximalen Umsatzgeschwindigkeiten (Vmax) bei der Äthylmorphin-N-Demethylierung (nach Klinger und Müller, 1977)

erfolgt schon wieder ein Abfall der Aktivitäten. Eine jüngste Übersicht über den Altersgang der wichtigsten Reaktionen der Phase I, der Zytochrom-P-450-abhängigen Reaktionen bei der Ratte geben Müller und Klinger (1978). Anders als bei den Nagern und beim Kaninchen, bei denen die Reife der Leber erst kurz vor der Geburt erreicht ist, dauert die Embryonalperiode beim Menschen nur ein Drittel der Gestationsperiode, die Reifung erfolgt vor allem vom 17. Gestationstag bis zur 8. Gestationswoche. Daher ist der menschliche Keim in dieser Phase gegen Schadstoffeinwirkungen auch extrem empfindlich.

Primaten einschließlich Mensch besitzen aber grundsätzlich schon in der frühen Gestationsperiode ein voll ausgebildetes Monooxygenasesystem, dessen Biotransformationsaktivität aber niedriger ist als in der Erwachsenenleber (Übersicht bei Ackermann, 1978). Die im Vergleich zu Erwachsenen niedrigere Biotransformationsaktivität zeigt sich vor allem in längeren Halbwertszeiten von Arzneimitteln (Übersicht bei Morselli, 1977), die bei der Therapie besonders bei Frühgeborenen, in der Neugeborenen- und Säuglingsperiode beachtet werden müssen. Die Biotransformationsaktivität erreicht beim Menschen höchste Werte im Schulkindalter, was sich vor allem in den Eliminations-Halbwertszeiten ausdrückt. Dann gehen die Werte wieder zurück, im höheren Lebensalter ist die Elimination vieler Fremdstoffe im Vergleich zum jungen Erwachsenen verlangsamt. Die therapeutischen Konsequenzen vor allem für Arzneimittel mit geringer therapeutischer Breite, die im Rahmen einer Dauertherapie gegeben werden, liegen auf der Hand. Eine zusammenfassende Darstellung gibt Traeger (1976).

Wie zahlreiche andere Funktionen und Aktivitäten scheint auch der Altersgang

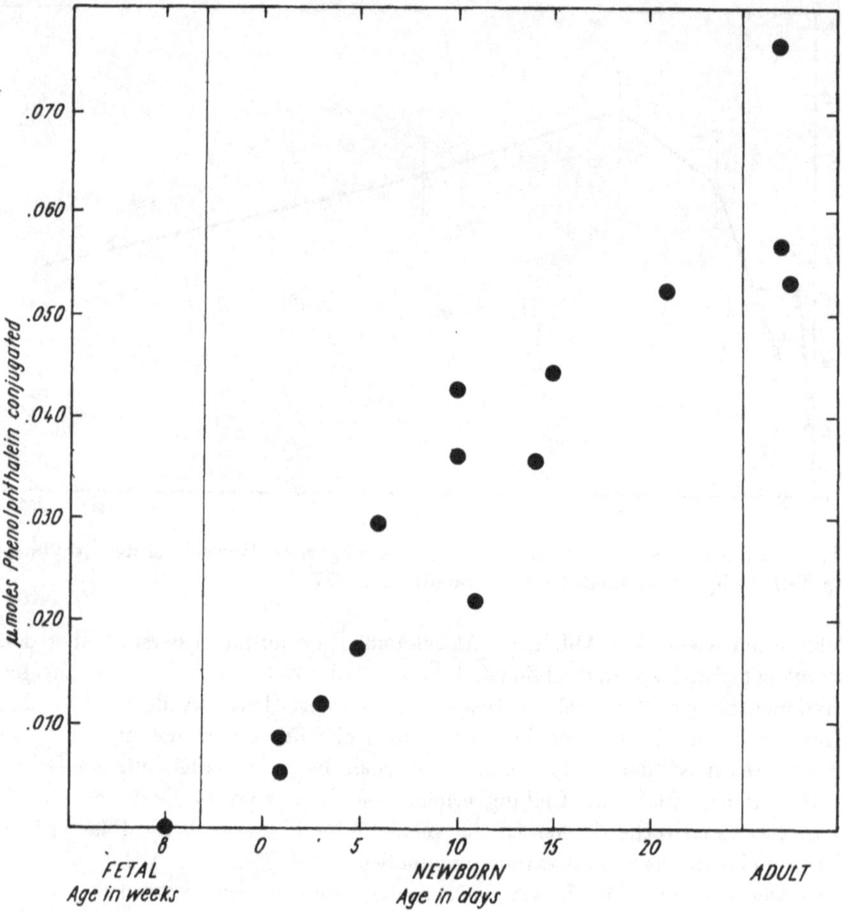

Abb. 6 Entwicklung der Phenolphthalein-Glukuronidierung in der Meerschweinchenleber (nach Brown et al., 1958)

der Biotransformation genetisch gesteuert und geregelt zu sein. Er läßt sich durch Einflüsse aus der Umwelt nur relativ wenig modifizieren. Fallen diese Umwelteinflüsse weg, stellt sich der normale Altersgang wieder ein. So haben z. B. extreme Aufzuchtbedingungen (Ernährung, Temperatur) nur einen relativ geringen und vorübergehenden Einfluß auf den zeitlichen Verlauf der „Reifung" (Haessler et al., 1969). Größtes Interesse verdient der vielfach bestätigte Befund, daß die Geburt, der Geburtsvorgang mit all seinen Umstellungen die postnatale Entwicklung von Enzymaktivitäten auslöst, die einen ausgeprägten Altersgang haben. Experimentell wurde dies vor allem für durch Hormone induzierbare Enzyme, z. B. die Tryptophanoxygenase (Feigelson, 1978) und andere glukoneogenetische Enzyme (vgl. Gmyrek, 1975) gezeigt.

Auch für die verschiedensten Enzyme der Biotransformation von Arzneimitteln und Fremdstoffen und für die Transportproteine gibt es eine Enzyminduktion, eine Enzyminduktion durch Fremdstoffe. Wir verstehen unter Enzyminduktion ein relatives Anwachsen in der Syntheserate eines Enzyms, so daß eine erhöhte Enzymkonzentration mit erhöhter Aktivität resultiert. Für die Induktion der mikrosomalen Elektronentransportkette in der Leber mit der Endoxydase Zytochrom P-450, die sog. mischfunktionelle Oxydase, wurde eine Induzierbarkeit nachgewiesen, aber auch für die Glukuronidierung. Das bedeutet, daß sowohl die wichtigsten Reaktionen der Phase I (Zytochrom P-450-abhängige Hydroxylierungen) als auch der Phase II (z. B. Glukuronidierung und Kopplung an Glutathion) durch geeignete Induktoren in ihrer Aktivität gesteigert werden können. Im Ergebnis kommt es zu einer beschleunigten Elimination. Einer der bestuntersuchten Induktoren ist Phenobarbital, andere Barbiturate sind weniger starke Induktoren. Aber auch andere Schlafmittel und Psychopharmaka wie z. B. die Benzodiazepine sind wirksame Induktoren, so daß die häufige Anwendung dieser Substanzen zu einer beschleunigten Elimination ihrer selbst, aber auch anderer gleichzeitig verabfolgter Arzneimittel führt. Über diesen Mechanismus läßt sich ein Teil des Phänomens „Gewöhnung" erklären.

Induktoren vom Typ Phenobarbital führen (zumindest im Tierversuch) zu einer Lebervergrößerung, zu einer elektronenoptisch nachweisbaren Vermehrung vor allem des glatten endoplasmatischen Retikulums, und innerhalb dieser Membranen ist der Anteil an den Enzymen der mikrosomalen Elektronentransportkette vermehrt: Eine erhebliche Steigerung der Biotransformationskapazität der Leber ist die Folge (Übersichten vgl. Conney, 1967, Klinger, 1969). Die Liste der Induktoren wächst ständig, es finden sich die verschiedensten Arzneimittel, aber auch Fremd- und Schadstoffe aus der Umwelt. Eine besondere Bedeutung haben hierbei die als Induktoren hochwirksamen Insektizide vom Typ der halogenierten Kohlenwasserstoffe: DDT, Hexachlorzyklohexan und die verschiedenen polyhalogenierten Biphenyle. Eine Übersicht über den gegenwärtigen Stand der Forschungen zum Induktionsproblem mit seinen verschiedenen Aspekten vermittelt der Symposiumsband „The Induction of Drug Metabolism" (Eds. Estabrook und Lindenlaub, 1979).

Welche Rolle spielt nun die Induktion von Biotransformationsenzymen

a) in den verschiedenen Entwicklungsstufen und

b) bei der Entwicklung selbst?

Eine Übersicht über die erreichbare Literatur (Klinger et al., 1979) läßt folgende Schlußfolgerungen zu: Nicht alle Biotransformationsreaktionen sind induzierbar, z. B. nicht die N-Oxydation.

Induzierbare Biotransformationsreaktionen können erst dann induziert werden, wenn das Organ und die Organellen ausdifferenziert sind. Bei der Ratte z. B. endet die Differenzierung der Leber erst mit dem 5.–7. Tag nach der Geburt. Erst dann ist eine Induktion möglich. Bei Tieren mit langen Gestationsperioden (einschließlich Primaten und Mensch) ist eine pränatale Induktion nach Abschluß der Differenzierung möglich.

Die pränatale Induktion bietet aber weitere Besonderheiten: Nur lipophile Fremdstoffe mit einem Molekulargewicht unter 600 passieren leicht und schnell die Membranen der Plazenta, um nach Verteilung im Feten als Induktoren zu wirken. Beim Feten hängt die Ansprechbarkeit weiterhin ab vom Induktortyp: Während bei der Ratte Phenobarbital und vergleichbare Induktoren pränatal nicht wirken, ist 3-Methylcholanthren, das vorzugsweise andere Biotransformations-Reaktionen induziert, z. B. und vor allem die Benzpyren-Hydroxylase, auch bei der Ratte pränatal wirksam. Für manche Reaktionen läßt sich an fetalen Leberzellen in Kultur ein Induktionseffekt messen, nicht jedoch in vivo unter dem Einfluß des mütterlichen Stoffwechsels.

Insgesamt betrachtet gehört der Mensch zu den Spezies, bei denen eine prä- und neonatale Induktion vieler Biotransformationsreaktionen durch viele Induktoren möglich ist, so daß die Enzyminduktion bei Neugeborenen sogar ein therapeutisches Prinzip zur Verhütung der Hyperbilirubinämie bei Neugeborenen geworden ist. (Gmyrek, 1975).

Durch die Induktion läßt sich die Biotransformationsaktivität bei unreifen Tieren und beim Neugeborenen bis auf Erwachsenenwerte und darüber hinaus anheben, es kommt scheinbar zu einer beschleunigten Reifung. Dieser Effekt ist jedoch nicht von Bestand: Nach Absetzen des Induktors gehen die erhöhten Werte wieder auf altersgerechte Werte zurück, und die physiologische Entwicklung nimmt ihren Fortgang.

Diese läßt sich besonders anschaulich im Tierversuch an der Hexobarbital-Narkose nachweisen. Hexobarbital wird vollständig biotransformiert, die Narkosedauer (Hexobarbital-Seitenlagenzeit) ist daher ein Maß für die Biotransformationsaktivität. Neugeborene und infantile Ratten haben sehr lange Narkosedauern (= Hexobarbital-Seitenlagenzeiten, HBSZ), mit zunehmender Aktivität der Biotransformationsreaktionen geht die HBSZ zurück, erreicht bei 40—60 Tage alten Tieren ein Minimum, um dann mit wieder abnehmender Biotransformationsaktivität zuzunehmen.

Das bei jungen Ratten langwirkende Hexobarbital wirkt hier zugleich als Induktor und verkürzt seine eigene Wirkung. Tägliche Hexobarbitalgaben an junge Ratten führen zu einer schnelleren Verkürzung der HBSZ als bei der physiologischen Reifung, da durch die langsame Inaktivierung und lange Wirkdauer Hexobarbital bei jungen Tieren seine Induktoreigenschaften entfalten kann und seinen eigenen Abbau beschleunigt.

Wird die tägliche Hexobarbitalgabe gestoppt, kommt es wieder zu einer Verlängerung der HBSZ bis in die Nähe altersgerechter Werte, dann nimmt die physiologische Reifung ihren Fortgang, vgl. Abb. 7 und 8.

Auch die im Alter niedrigeren Aktivitäten können durch Induktion gesteigert werden. Man kann daraus den Schluß ziehen, daß weder die Insuffizienz dieser Reaktionen im ersten Stadium der Entwicklung noch der Rückgang im höheren

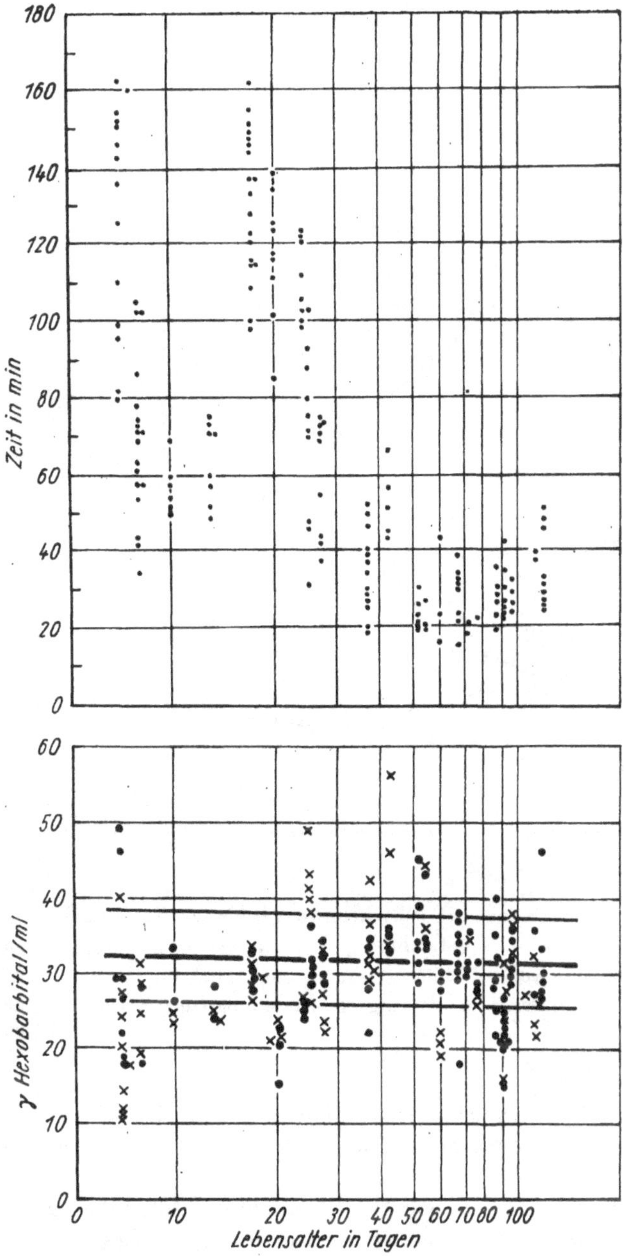

Abb. 7 Hexobarbital-Seitenlagenzeiten und -Konzentrationen im Serum beim Aufwachen bei verschieden alten männlichen Wistar-Ratten nach 100 mg/kg Hexobarbital i. p., die 7—13 Tage alten Ratten erhielten nur 50 mg/kg (nach KLINGER, 1970)

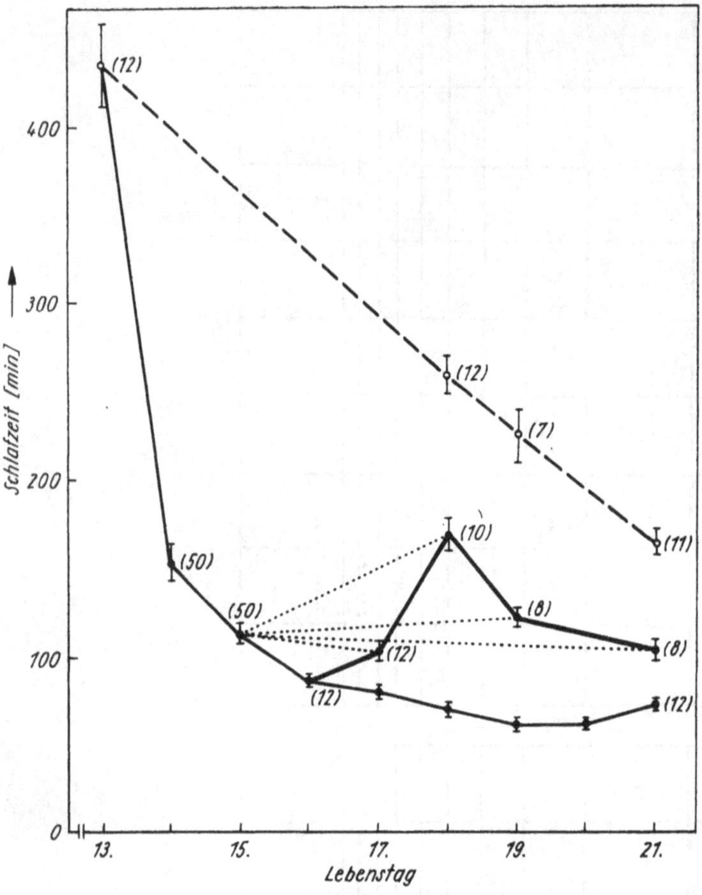

Abb. 8 Hexobarbital-Seitenlagenzeiten bei Wistar-Ratten beiderlei Geschlechts nach 140 mg/kg i. p. Tägliche Hexobarbital-Applikation: ●——●, einmalige Hexobarbital-Gaben: ○——○ . Stark ausgezogene Linie: Rückgang der Induktion unter Berücksichtigung aller Gruppen mit unterschiedlich langem behandlungsfreien Intervall nach dem 15. Lebenstag

Lebensalter Zeichen einer Mangelsituation sind, sondern daß die Entwicklung der Biotransformation in der Ontogenese bis ins hohe Alter ein gesteuerter und geregelter Prozeß ist.

Da sowohl der Altersgang der Basisenzymaktivität als auch die altersabhängigen Prozesse der Enzyminduktion bei den meisten Pharmaka die Eliminationsgeschwindigkeit und damit die Wirkdauer entscheidend beeinflussen, sind sie für eine altersgerechte Dosierung von wesentlicher Bedeutung. Dem wird in der Neonatologie und Pädiatrie seit Entstehen dieser Spezialdisziplinen Rechnung getragen (von Harnack, 1965, Dittmer und Seipelt, 1970), wobei die Problematik genereller Umrechnungsformeln für alle Arzneimittel auf das Alter, das Körpergewicht oder andere Bezugsgrößen hier nicht diskutiert werden kann.

Die Erforschung der Besonderheiten der Arzneimitteldosierung im höheren Lebensalter indessen befindet sich erst im Anfang und bietet weit größere methodologische Probleme (vgl. Astrachanzewa, 1977).

Auch für die Embryotoxizität, Teratogenität, für die pränatale = transplazentare Kanzero- und Mutagenese ist die Biotransformation mit ihren Möglichkeiten und Gleichgewichten von Giftung und/oder Entgiftung von entscheidender Bedeutung. Auch dieser Problemkreis wird gegenwärtig intensiv bearbeitet, eine Erörterung auch nur der wichtigsten Schadstoffgruppen, ihrer Biotransformation und Wirkungen, der gegenwärtig wichtigsten Arbeitsrichtungen und Ergebnisse würde den Rahmen dieser gedrängten Übersicht sprengen.

Literatur

Ackermann, E., Klinisch-pharmakologische Gesichtspunkte der Cytochrom-P-45o-abhängigen Biotransformation von Arzneimitteln, Pharmazie **33**, 400–406 (1978).

Ankermann, H. (Herausgeber), Entwicklungspharmakologie, VEB Verlag Volk und Gesundheit, Berlin 1973.

Astrachanzewa, L. Z., Geriatrische Pharmakologie, VEB Verlag Volk und Gesundheit, Berlin 1977.

Axelrod, J., Biochemical factors in the activation and inactivation of drugs, Arch. exp. Path. Pharm. **238**, 24–35 (1960).

Brandt, I. K., The development of the hippuric acid-synthesizing system in the rat, Develop. Biol. **10**, 202–215 (1964).

Brown, K. A., W. W. Zuelzer and H. H. Burnett, Studies on the neonatal development of the glucuronid conjugating system, J. clin. Invest. **37**, 332–340 (1958).

Conney, A. H., Pharmacological implications of microsomal enzyme induction, Pharmacol. Rev. **19**, 317–366 (1967).

Dittmer, A., und H. Seipelt, Arzneiverordnung für das Kindesalter, VEB Gustav Fischer Verlag Jena, 2. Auflage 1970.

Estabrook, R. W., und E. Lindenlaub (Herausgeber), The Induction of Drug Metabolism, Symposia Medica Hoechst 14, F. K. Schattauer Verlag, Stuttgart und New York 1979.

Feigelson, P., Hormonal regulation of hepatic protein synthesis and specific messenger RNA levels, in: The Induction of Drug Metabolism, edited by R. W. Estabrook and E. Lindenlaub, Symposia Medica Hoechst 14, F. K. Schattauer Verlag, Stuttgart und New York 1979.

Gmyrek, D., Bedeutung der perinatalen Enzyminduktion, Dt. Gesundh.-Wesen **30**, 1153–1159 (1975).

Grodsky, G. M., H. J. Kolb, R. E. Fanska and C. Nemechek, Effect of age of rat on development of hepatic carriers for bilirubin: a possible explanation for physiologic jaundice and hyperbilirubinemia in the newborn, Metabolism **19**, 246–252 (1970).

von Harnack, G.-A., Arzneimitteldosierung im Kindesalter — Voraussetzungen, Methoden und Ergebnisse systematischer Dosisbestimmungen, Georg Thieme Verlag, Stuttgart 1965.

Hässler, A., H. Bräunlich und H. Ankermann, Die Bedeutung der Aufzuchtbedingungen für die Wirkungsdauer von Hexobarbital und deren individuelle Variation bei Ratten, Acta biol. med. germ. **23**, 831—842 (1969).

Heinrich, I., und W. Klinger, Die Aktivität der prokainspaltenden Esterase in der Rattenleber während der postnatalen Entwicklung ohne und nach Vorbehandlung mit Barbital sowie ihre intrazelluläre Verteilung, Acta biol. med. germ. **20**, 55—63 (1968).

Jondorf, W. R., R. P. Maickel and B. B. Brodie, Inability of newborn mice and guinea pigs to metabolize drugs, Biochem. Pharmacol. **1**, 352—354 (1959).

Karunairatnam, M. C., L. M. Kerr and G. A. Levy, The glucuronide-synthesizing system in the mouse and its relationship to β-glucuronidase, Biochem. J. **45**, 496—499 (1949).

Klinger, W., und H. Ankermann, Die Hexobarbitalnarkose bei infantilen Ratten, Acta biol. med. germ. **17**, 357—359 (1966).

Klinger, W., Veränderungen der Arzneimittelbiotransformation durch Induktion und in der postnatalen Entwicklung, in: Verh. Dtsch. Ges. exp. Med. **22**, 109—145, VEB Verlag Volk und Gesundheit Berlin 1969.

Klinger, W., Toxizität, narkotische Wirkung, Aufwachkonzentration im Blut, Elimination aus dem Blut und Biotransformation von Hexobarbital bei Ratten unterschiedlichen Alters nach Induktion mit Barbital und nach CCl_4-Schädigung, Arch. int. pharmacodyn. **184**, 5—18 (1970).

Klinger, W., in: Ankermann, H. (Ed.), Entwicklungspharmakologie, VEB Verlag Volk und Gesundheit, Berlin 1973: Biotransformation in der Leber, S. 51—126.

Klinger, W., Age dependence of enzyme induction by drugs, Proc. First Congr. Hung. Pharmacol. Soc. Vol. **5**, 85—101, Akadémiai Kiadó, Budapest 1974.

Klinger, W., and D. Müller, Ethylmorphine-N-demethylation by liver homogenate of newborn and adult rats; Enzyme kinetics and age course of Vmax and Km, Acta biol. med. germ. **36**, 1149—1159 (1977).

Klinger, W., D. Müller and U. Kleeberg. Induction and its Dependence on Development, in: The Induction of Drug Metabolism, edited by R. W. Estabrook and E. Lindenlaub, Symposia Medica Hoechst 14, F. K. Schattauer Verlag, Stuttgart und New York 1979.

Leuthardt, F., Biochemische Grundlagen der Entgiftungsreaktionen, Arch. exp. Path. Pharm. **238**, 8—23 (1960).

Levi, A. J., Z. Gatmaitan and U. M. Arias, Two cytoplasmatic proteins from rat liver and their role in hepatic uptake of sulfobromophthalein (BSP) and bilirubin, J. clin. Invest. **47**, 61 a (1968).

Levi, A. J., Z. Gatmaitan and U. M. Arias, Deficiency of hepatic organic anion-binding protein as a possible cause of non-haemolytic unconjugated hyperbilirubinaemia in the newborn, Lancet 1969 II, 138—140.

Levi, A. J., Z. Gatmaitan, U. M. Arias, Deficiency of hepatic organic anion-binding protein, impaired organic anion uptake by liver and "physiologic" jaundice in newborn monkeys, New England J. Med. **283**, 1136—1139 (1970).

Morselli, P. L. (Herausgeber), Drug disposition during development, Spectrum Publications Inc., New York 1977.

Müller, D., and W. Klinger, The influence of age and of the inducer phenobarbital on the cytochrome P-45o dependent monooxygenation of drugs in rat liver, Pharmazie **33**, 398—400 (1978).

Sjöström, H., und R. Nilsson, Contergan oder die Macht der Arzneimittel-Konzerne. VEB Verlag Volk und Gesundheit, Berlin 1975.

Sutherland, J. M., Fatal cardiovascular collaps of infants receiving large amounts of chloramphenicol, A. M. A. J. Dis. Child. **97**. 761—767 (1959).

Traeger, A., Untersuchungen zum Einfluß des Lebensalters, der Schwangerschaft und der eingeschränkten Nierenfunktion auf die Pharmakokinetik ausgewählter Arzneimittel bei erstmaliger und wiederholter Applikation, Dissertation B, Friedrich-Schiller-Universität Jena, 1976.

Vest, M., Physiologie und Pathologie des Neugeborenenikterus, Suppl. Ann. Paediat. **69**, 1959.

Weiss, C. F., A. Glasko and J. K. Weston, Chloramphenicol in the newborn infant; a physiological explanation of its toxicity when given in excessive doses, New Engl J. Med. **262**, 787—794 (1960).

FSC
www.fsc.org
MIX
Papier | Fördert
gute Waldnutzung
FSC® C083411

Zeitfracht Medien GmbH
Ferdinand-Jühlke-Straße 7
99095 Erfurt, Deutschland
produktsicherheit@kolibri360.de